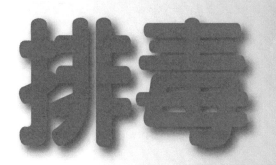

排毒
減肥法

一正確的健康減肥觀念及方法

林愛珊◆著

自序

　　看到許多朋友，不懂得保養自己的身體，或任由自己一日一日胖起來。覺得很可惜也很遺憾，或許大家都想擁有健康又苗條的身材，卻不知真正的方法。誤打誤撞，沒有減重卻減去了「健康」！

　　一般人只知道「節食」或「運動」，卻少了一個「排毒」的觀念。把「排毒」的觀念與方法加入「減肥」的過程中，保證你既可恢復身材也重拾健康的身心。

　　健康就是最大的財富！！大家都知道，每個月3仟、5仟地投資基金，也知道股票、房地產都是投資的標的物！！卻很少人會投資「健康」在自己的身上。「投資自己」？你可知「自己」才是一個最值得投資的標的物？每個月投資3仟、5仟在自己的身上，投資投酬率是無限大呢！

　　擁有苗條的體態，優雅的談吐，是會吸引不少人的目光的！擁有漂亮的身材會讓你更有自信！你的自信將透過你的眼神及走路的姿態表現出來！！減肥不難，用對方法，做好「目標管理」，你也可以成為一個可人兒！！

　　一步一步，循序漸進，放下身段，接受新觀念，你會比別人更快到達成功的彼岸！

作者　林愛珊

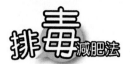

Contents

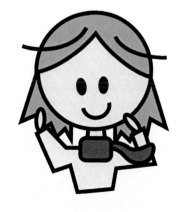

為什麼要實施排毒減肥法？

肥胖是一種病，是身體漸漸失去健康的象徵。

隨著肥胖而來的可能是高血壓、糖尿病、水腫、月經不順、胸悶…，甚至會影響一個人的生活作息，人際關係。

減肥幾乎是一種全民運動，有人減了十幾年還是一樣胖甚至越來越胖！！有人選擇代餐包，有人選擇斷食，有人選擇運動，也有人曾實施過蘋果減肥法、繃帶減肥法…等等。不過，大部份的人無法擺脫掉「復胖」的夢魘！！

排毒減肥法就是要給你一個全然不同的減肥概念，多管齊下的方法，漸進式的步驟，引導你一步一步打造一個全新的自己！！在你努力的過程，你會發現自己不但漸漸瘦下來，而且身體狀況越來越好，也不再擔心「復胖」的問題！排毒減肥法也可以說

是排毒健康法！！

　　要恢復健康是要付出代價的，一個檢驗報告完全正常的人，不代表他就是健康的，所以你會明白，在此，我們對健康的定義是很嚴苛的。

　　以目前繁忙的工商社會而言，外食人口大增，一般人常不知不覺攝取了過多的鹽份、油脂，及食品添加物，或是因染燙頭髮而吸收了化學毒物，這些因素都將造成身體毒素的累積。所以我們所教你的減肥法，其實就是一種身體排毒法！

　　排毒減肥法將提醒你重新檢視自己的體重問題！

　　我相信在你閱讀本書之前，一定已經嘗試過數十種減肥法。那些方法有的根本沒效果，有的效果很短暫，沒多久就胖回去了，甚至比原來更胖。

　　減肥真的不難，只要用對方法！！成為一

個氣質優雅，美麗端莊的女人，應是我們一輩子的目標吧！從年輕時候，就應隨時注意自己的身材，舉止與談吐！！栽培自己，可不能偷懶喔！！一個身材苗條的女人，如果講話粗俗無禮，也就不是一個漂亮的女人！舉止得宜，談吐高尚，可惜身材臃腫，怎麼看都是一種遺憾！一個身材肥胖的女人，走起路來很容易成為外八字，穿著打扮也只能選擇大尺寸的衣服，如果你只有 30 歲，別人會因為你的身材，自動幫你加碼 15 歲！！女人呀！女人！別再對自己的身材，抱持「樂觀」的看法了！！嚴肅以對吧！我曾認識一個新朋友，我以為她已經是個中年女人，至少生過三個小孩，我問她：「妳結婚了嗎？」她回答：「還沒！」我又好奇地問她：「妳幾歲？」她很開朗地回說：「28 歲！」

我頓時覺得上帝一定遺忘了她，一個個性這麼好，講起話來輕輕柔柔的女孩，竟被自動升級跨越到另一個年齡層！

請誠實面對肥胖問題！

不要對自己肥胖的身材投降，一定要想辦法突破困境啊！！

有許多肥胖的人會自己找台階下，

「最近吃太多，胖了 10 幾公斤！」

「我們家的人都是這種體型！」

「能吃就是福啊！」

總而言之，就是不願面對現實，沒有勇氣去處理「肥胖」的問題！

我們推薦的排毒減肥法簡單，易懂，容易施行，又符合經濟大原則。應該可以解釋你心中的許多疑惑及盲點。我們將告訴你減重的正確觀念，也會提醒你減重失敗的最大原因。

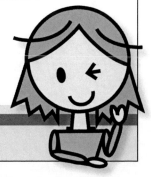

本書的三大重點！

這本書有三個大方向：

1. 食物療法的部份
2. 物理性排毒療法的部份
3. LYNNAX 修身操的部份

食物療法的部份其最大的優點是：有充分飽足感，及咀嚼感，不會讓人想半途而廢，準備餐點既方便又省時！！

物理性排毒療法是本方法中最困難的部份！因其屬於一個較專業的領域，有一部份的操作要尋求專業人員的協助，有一部份可以自行在家 DIY。物理性排毒療法很重要卻也是大多數人容易忽略的部份！

它的成果是很緩慢的，是我們在處理「廢棄物倉庫」的一種重要手段！！但是卻也是不復胖的一個竅門！！是需要花錢及花時間的一環！

食物療法及物理性排毒療法必須同時進
行，缺一不可！！

　　勤練 LYNNAX 修身操，2～3 個月後將有
令人驚訝的效果。全身筋骨輕鬆多了，身材越
來越有型，氣質也越來越好。

我需要花多久的時間來恢復正常體重？

很多人會問我，「我什麼時候可以瘦下來？」或「排毒減肥法要多久呢？」說真的，這實在沒有統一的標準答案！！

你可以回答下列幾個問題：

1. 我的BMI值是多少？

BMI 值（身體質量指數）越高的人，當然要投資越長的時間。

2. 我的肥胖歷史有多久了？

脂肪放的越久就越難去除，要比別人更努力才行呢！

3. 我的生活作息又是如何？

你有吃宵夜的習慣嗎？？
你長期外食嗎？？
你不吃早餐就趕著出門嗎？？

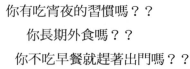

你常熬夜嗎？？

你有抽煙的習慣嗎？？

你有喝酒的習慣嗎？？

你嗜食重口味的食物嗎？？

你喜歡油炸品嗎？？

回答越多「是」，表示你要投資相當長的時間才能恢復正常體重！而且不單是靠食物療法及物理性排毒療法，你還必須改掉這些壞習慣，否則只能一直不斷地投資時間及金錢在減肥任務上！

改掉重口味的飲食習慣，才能嘗到食物的原味，將來味覺更容易被滿足！！養成早睡早起的習慣，讓肝臟充份休息，一個筋疲力竭的肝臟是不能充份代謝脂肪及其它毒素的！！

4. 你願意付出多少代價？？

有一句名言，「天下沒有醜女人，只有懶女人」，意思就是說美麗是要付出代價的。同樣的，健康也是要付出代價的！！想要得到美麗苗條的身材也是要付出代價的！！常聽有人自

我安慰，「胖沒有關係，健康就好」似是而非的理論，只是因為不願面對現實罷了！！

　　一個真正健康的人是不會發胖的！如果不幸的是，你真的已經是胖了，那麼你就只好，Pay for it ！！

5.　你想要減幾公斤？

　　減掉 10 公斤一定比減掉 5 公斤費時吧！！

6.　造成肥胖的原因？

　　回想一下你是怎麼開始發胖的？

　　一個苗條美麗的女明星為了替瘦身產品代言，先把自己吃胖了然後再瘦回來，這種舉動不太實在，因為她的胖是很短暫的，只是為了造成廣告上的效果，勉強自己吃一陣子而已！

　　那些真正胖的人，通常胖了 10 幾年，可能是飲食過量或是新陳代謝不正常或是生過小孩子卻又疏於保養，而造成的肥胖！！一般人，是真正的胖，不是為了拍廣告而塑造出來的胖！！所以呢！越「老」的脂肪是會越「頑固」的！

找出讓你積極瘦身的動機！

如果你是一個減肥專家（所謂的專家就是一隻訓練有素的狗），對所有的減肥方法瞭如指掌也親身嘗試過試驗過，甚至期待其中的一個方法有如白馬王子般的改變了你的一切。但是如果到了今天，白馬王子仍然沒有出現，那就轉換一下心態，試試我們的減肥成功方程式！

為什麼我要積極瘦身呢？

大學畢業那年我才 52 公斤，搭上 165 公分的高度，和今日的我比起來，有如小甜甜碰上老巫婆。

當時的我只有 52 公斤，20 年後的我有 68 公斤。以這體重來看，我並沒有回復年輕時的心情及心態，還有小姐時代對自我外表的要求。

女人一但結了婚，生了小孩，一方面要承受外頭的工作壓力，一方面要作家事，照顧小孩，還要

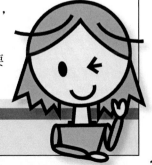

收拾冰箱裡的殘羹菜餚。哪裡還會有心思及時間注意自己呢？

就這樣一年一公斤靜悄悄地扒在你身上。

有一天，我突然如夢乍醒－－－我是小姐耶！我不是歐巴桑耶。

就是這種榮譽感，讓我痛定思痛，徹底改變飲食習慣及生活習慣，兩週後我就丟了4公斤。最重要的是，減重過程很順利，沒有任何不適，沒有飢餓感，沒有副作用，一切是那麼的自在與自然而然。

回想一下，你是何時開始變胖的？？

小時候就胖胖的？？生過小孩之後才變胖的？

如果你從小就易胖，負責三餐的母親責任就大了！！

很多母親為了表示「疼小孩」，經常送速食，炸雞餐到學校給孩子當午餐！！卻不知，她正一步一步殘害她自己的幼苗！！

為人母親者，要多充實營養學的知識！！或是一些與日常飲食相關的知識！！千萬不要因為無知而影響家人的健康喔！

　　很多女人會為自己的肥胖找理由。

　　「生過孩子當然會胖起來！」

　　「年過 40，稍微胖一點才好看！」

　　懷孕過程因脂肪的堆積，確實會有肥胖現象！但是生過孩子後，就要漸漸恢復原來的樣子了啊！

　　只要你用心配合本書所介紹的「食物療法」，「物理性排毒療法」，「LYNNAX 修身操」再假以時日，就會看見成果的！

　　只要有心，肯面對現實，一定會成功的！！

　　只怕你拒絕承認自己過胖！「年紀」不必然和「肥胖」劃上等號，只要隨時注意體重，保養身材，你也可以同時擁有成熟的智慧及苗條優雅的體態！

我有一個朋友，當周遭有人提醒他過胖時，他會極端不悅地回應：「我一點都不胖！」現在的他，還是不願面對自己，只因自尊心作祟！測量一下 BMI 值吧！！讓數字說話！我減重的動機很簡單：我要健康，我要美麗！

　　我要恢復年輕的外表，重新找回自信心！

請明確化及量化你的目標！

所以成功的第一步是找出你這麼做的動機。第二步是明確化及量化你的目標。

我要變回原來的我，我不要把歲月背在蝴蝶袖，背在水桶腰，背在壯碩的大腿上，我討厭虎背熊腰這字眼。如果要玩比手畫腳的遊戲去猜這句成語，只要裝出一隻大動物，然後拍拍我的背，指一指我的腰，三秒內一定有人猜得出來。

量化指的就是用數字表現出來。很簡單，就是 52 公斤。我 7 年前買了一件洋裝，質料很輕很薄，長度只到膝上 10 公分，那時我還只是 50 好幾，未破 60 大關，所以穿起來還可以。現在連想套都套不起來，過的了小腿過不了大腿。我很明確我想穿它，而且穿起來，內襯不可以黏在肉上。

食物療法的部份

　　大部份的人都試圖利用節食來減肥。有人選擇不吃早餐，有人選擇以沙拉當午餐，也有人選擇放棄晚餐！早晨是美好一天的開始，身上的細胞經過一夜的休息，正需要攝取一些養分，如果你長期不吃早餐，會顯得臉色暗黃，一副沒精神的樣子。而且會造成反效果，我們的身體是很聰明的，長時間沒有吸收到養分，等中餐一吞下肚，身體將盡全力吸收它！！所以放棄不吃早餐的念頭吧！！

　　沙拉當午餐，似乎是個好點子，不過沙拉畢竟屬於生冷的食物，胃部是沒辦法得到飽足感的，到了晚餐又必須吃更多來補償中午所欠缺的飽足感。而且沙拉醬是用油脂下去調配的，吃了過多油脂絕對只會造成身體的負擔！！

　　至於放棄晚餐，那就太辛苦了吧！半夜肚子餓得咕咕叫，還要一直忍！忍！忍！

進行食物療法的三大原則

就是：

1. 一天吃三餐，含早餐、中餐、晚餐。

2. 別忘了要滿足胃部的飽足感，這可以避免下一餐吃過量。

3. 要作好飲食計劃！！吃東西，不能隨興！！

太隨興，容易臨時選錯食物！！所以建議你規劃好每週的飲食計劃！！

我們會隨著體重的下降而改變飲食內容！

其實只要選對食物，用對烹煮方法，每一餐都可以吃的飽飽的。

在第一階段的這二週裡（我們把每二週當成一個階段），最重要的是縮小胃容量。我們並不主張在此階段做運動，或試圖利用運動來消耗熱量。

有很多人劇烈運動後，胃口大開，反而吃下更多的食物。我過去有多次減肥失敗的經驗，究其原因，就是因為陷入這種迷思中。長期以來，大家都認定少吃多運動就是減肥的黃金定律。果真如此就不會有那麼多人每次減肥每次失敗。我曾經每天快走 1 小時，直至汗流浹背。三餐正常，不吃垃圾食物，一個半月後不但沒瘦下來，反而增胖了一公斤半。

所以，第一階段，我們只要好好地享受設計好的這些美食就可以了。滿足我們的胃，滿足視覺及味覺。一天還是三餐，沒有實施斷食，沒有飢餓感。每吃完一餐，心中好滿足，心情也越來越好。生活起居，工作完全不受影響，甚至因為胃部工作量減少了，疲憊感消失了，整個人更顯的神采奕奕呢！

簡便的減肥餐點！

食物準備如下：

1. 地瓜一條不去皮徹底洗乾淨，放旁邊備用。也可以切成兩份，以節省悶的時間。

2. 將一小鍋水煮開後，關閉火源，置入地瓜，蓋上蓋子。悶上 30 到 40 分鐘。水面要蓋過地瓜。

3. 拿起地瓜慢慢的一口一口地咬，咀嚼的過程也要享受撲鼻而來的地瓜香氣。

4. 地瓜用電鍋蒸熟，亦別有另一番風味。

準備進餐囉！

主餐有下列幾種，每次只能挑選一種喔！

1. 蕃薯一條（如果太大可以分兩餐食用）

2. 兩片土司（可以夾一片乳酪，或塗上少量鮪魚罐頭，或夾上番茄切片），送進小

烤箱二分鐘，使其溫熱。

3. 白煮蛋 2 顆（準備的方法和蕃薯一樣，都是利用熱水悶 30 分鐘）

4. 苦瓜半條（洗淨去籽，準備的方法和蕃薯一樣，都是利用熱水悶 30 分鐘）

不過如果你的 BMI 值很高或是你希望拉長減肥的時間，你可以選擇 2 種主餐當作一餐。

最重要的是，不要讓自己有「吃不飽」的感覺。BMI 27 的人，每餐所需要的食物，一定比 BMI 24 的人多一些！前者也比後者需要更多的耐心與時間，來完成減重任務！

這裡真正的主角是蕃薯，但是怕有些人不適應單一口味，或是疑神疑鬼誤以為自己會營養不均衡，所以我們也另外準備了幾個配角備用。

你可以自由作一些搭配。譬如早餐及午餐吃蕃薯，晚餐可以吃苦瓜或是早餐吃土司，午餐及晚餐吃蕃薯。我強烈反對吃下任何油炸品，像是炸雞腿炸、薯條、魯肉飯之類的。有一個朋友問我要怎麼瘦，深談的結果才知道她每天

中午在公司一定叫炸雞腿便當或是炸魚排便當。說真的，生病是從嘴巴開始的，肥胖也是啊！

每一餐可以搭配一杯熱飲。熱飲請從下列名單中做選擇。

1. 阿華田或美祿
2. 薑茶（將老薑磨成碎狀，加入熱水，即成薑茶）
3. 味增湯

在兩餐正餐之間可再準備 2 杯熱薑茶，一來可補充身體需要的水分，二來可促進身體新陳代謝，以排汗方式不斷排出體內的老舊廢物。排汗也是一種很重要的排毒管道啊！

飲食順序要先喝一杯熱飲，目的是先暖胃，然後才吃主餐。而且要慢慢吃，讓大腦接收到已飽足的訊息。

就是因為飲食過量，超過身體活動所需，所以身體才會成了一間倉庫，專門容納那些用不盡的營養。沒有定期整理倉庫，倉庫是會越堆越大的喔！

平日的飲食紀錄表

請在這個表格記下你平日的飲食：

星期　　　餐別	早　餐	午　餐	晚　餐
星期一			
星期二			
星期三			
星期四			
星期五			
星期六			
星期日			

肥胖是吃出來的，請誠實的面對自己的內在，徹底的反省自己。是什麼原因讓我胖成這樣？是疏於保養？是靠吃來安慰自己空虛的心靈？還是不良的生活習慣引起的？

　　女人應該要好好愛自己喔！！

　　是什麼原因讓你疏於保養？是因為為了照顧別人而沒有時間照顧自己？越晚開始保養就要付出越多代價！！

　　吃！確實能安定我們的心情！！不過，「吃」並不是唯一的心情安定劑！

　　你可以選幾本好書來唸，你可以去學畫畫，上網去收聽世界各國的電台音樂，和好朋友聊聊天，充實自己的精神生活。一旦擴大自己的生活領域，你會發現心情越來越好，不再需要靠「吃」來填補空虛的心靈了，至於要改掉不良的生活習慣，就只能靠你的自制力了！

　　早睡早起，不抽煙，不喝酒，適度的運動，清淡的飲食是你恢復健康的法則！！養成良好

排毒減肥法

　　的生活習慣才有機會向肥胖說再見！

　　　想不想利用減肥的機會把身體做個大掃除呢？肥胖除了外表不夠美觀外，同時也是一種病態，有許多慢性疾病是搭著肥胖列車而來的。所以快點行動吧！

更新後的飲食紀錄表

請在這個表格記下你更新後的飲食：

星期＼餐別	早 餐	午 餐	晚 餐
星期一			
星期二			
星期三			
星期四			
星期五			
星期六			
星期日			

開始實施後，請每天定時紀錄一次體重，我做得到你一定也可以的。當然你也可以拉長減肥的時間，你可以定下三個月或是六個月後達到正常的 BMI 值。只要開始就不嫌晚！

　　看見別人吃著整桶炸雞，正在慢性自殺時，你正在享受著地瓜排毒餐，你該為自己喝采，為自己感到驕傲，因為你愛惜自己的生命！

控制能量攝取的重要性！

　　第一階段（第一及第二週）完成後你將發現，褲子鬆了，走起路來步伐輕快多了，睡眠品質越來越好，精神也振奮許多，整個人充滿了自信。不必急著去修改衣服或添購新衣，因為還有下一個階段呢！

　　我們每天的能量攝取是 1000 大卡，絕對足夠應付日常生活所需，也有充分的空間讓陳年累積的過剩營養消耗掉。又因為攝取量控制得宜，不會因體內器官過度工作，而消耗掉氧氣。也因此在此減重過程中，體重穩定的下降，氣色越來越好，整個人也有如脫胎換骨，天天神清氣爽好心情。

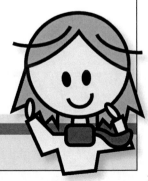

利用天然食物來減重！

　　蕃薯是一種價廉物美的農作物，在台灣由北到南隨處可見。又是一種高纖植物，有助於清腸及排便，稱它做減肥聖品也不為過。

　　減肥的過程，必須很自然，絕對不必依賴藥物。使用藥物可能減的更快，但是也要冒極大的風險。常聞有人因為依賴藥物減重，引起身體不適，甚至死亡，實在冤枉。只依賴藥物，卻沒有徹底改變體內生態，也很容易復胖呢！

　　現在我們進入第二階段也就是第三及第四週。

　　第二階段我們增加另一道主菜：燙青菜。

　　台灣農業非常發達，一年四季都有新鮮便宜的蔬菜可食用。我們可以選擇如地瓜葉等綠色葉菜或是高麗菜等，川燙後淋上些許醬油，即可食用。份量大約是兩個飯碗的量。

熱飲部份增加兩種選擇：溫熱的牛奶一杯或是紫菜芽湯。我們選擇的食物中絕對沒有冰冷的東西，所以建議自行用溫熱的開水沖泡奶粉食用。紫菜芽在傳統市場隨處可見，也是一種相當經濟實惠的減重小菜。取少量的紫菜芽置於碗中，用冷開水清洗兩次，然後直接沖入熱開水，不必再加鹽巴。靜置兩分鐘後，紫菜芽膨脹完成，即可食用。

　　減重期間，最好不要花太多時間在廚房，或浪費過多心思在準備食材上。凡事簡單易實行，是減重成功的重要原則。每餐的食材以 2 至 3 種為宜，一來方便準備，二來也可簡化胃部的消化工作。內臟不疲勞，整個人也容光煥發。

　　在第三週結束時，我已減掉了 6 公斤。用這套方法平均一週可以減掉 2 公斤。每天固定吃三餐，照常上班，思慮清晰，不曾頭昏眼花，身體越來越輕盈，右膝蓋的酸痛也不知何時不告而別了。

我減重成功的三大因素！

這次可以如此順利的減重有三大因素，第一就是不在減重初期依賴運動，第二就是大量減低脂肪的攝取量，第三就是認真實施物理性排毒療法。借助運動來消耗熱量，只會讓我更飢餓，而吸收更多的熱量。我用的是很溫柔的排汗法喔！我不吹冷氣，既可省電又可排汗。排汗可是體內排毒的一個重要環節呢！現代人長期躲在冷氣房裏，體溫調節中樞早就鈍化了，排汗能力不足，毒素長年累月堆積在體內，怎麼會不胖呢！

當我在國外時，冬天都待在暖氣房裡，水分排不出去，引起濕疹。夏天又不夠熱，根本沒辦法享受自然排汗法。我有許多住在寒帶國家的朋友，身材越來越腫。身體內有很多毒素是利用汗水排出體外的。平日的生活作息或是減重期間，可別忽略了這個重要的身體功能。

我們自製的湯品或飲料也一定是熱的，除了有暖胃的效果外也可以一邊吃一邊流汗呢！我們吃的主餐沒有炒的也沒有炸的。吃的很飽卻不擔心過多脂肪堆在腹部造成水桶腰。而且沒有額外添加鹽分，避免水分的滯留。我們所準備的食物中，已經有足夠的脂肪和鹽份了。

一般人減肥失敗的原因！

減肥失敗的原因有哪些呢？

1. 好高騖遠：臥室牆壁上貼著身穿比基尼的模特兒海報，幻想著有一天也會像她們一樣。別傻了，他們的身材很多是整出來的，再加上攝影及化妝技巧，很容易讓人誤入此種迷惘中。

2. 欠缺基本的營養學概念：有很多人沒有分辨食物的能力，又攝取過多加工食品。餐餐吃著經過煎煮炒炸的食物，長期以往怎麼會不胖呢？如果不跳脫傳統的飲食習慣，不但容易發福而且很可能引發癌症呢！傳統的中國料理，油煙很多，這是很多婦女發生肺癌的原兇，千萬不可輕忽了。街頭四處林立的西式速食店則是另一種隱形殺手。要毀掉一個國家的競爭力，最好的辦法就是讓人民心甘情願自得其樂地慢性自殺。炸雞

漢堡加上可樂就是美國人送給台灣人的砒霜。

3. 生活作息違反大自然的定律：根據中醫學的學理，晚上十一點以前一定要上床，以利內臟休養生息。不過有太多人半夜還吃宵夜喝啤酒，在這種情形下，就算瘦得了一時，也很快就會復胖的。

4. 堅信少吃多運動可以減肥：長期以來我們都相信少吃多運動就會瘦，這是黃金定律，套用在實驗動物身上，絕對無懈可擊。不過用在人體實驗，變數可就大了。有許多人下定決心利用每天跑步來減重，可能他也獲得暫時的成功，不過你會發現復胖的人太多了。一般人沒那個毅力跑一輩子吧！我的一個男性朋友，有一次看到我，很高興的跟我說，他靠跑步瘦了 14 公斤，當時我還很欽佩他的毅力呢！一年多不見，卻又看見他已懷胎十月。適度且柔和的運動可以排毒，但是劇烈的運動卻會累積毒素。

另有太多女人是利用節食來減肥的，一
天三餐改成兩餐或是一餐，不過通常
無法持久，撐個幾天就放棄了，一來受
不了飢餓的感覺，二來她會發現聰明的
身體自行調降基礎代謝率，減重效果並
不明顯。接下去幾天不自覺地，她把前
幾天少吃的部份又補回來了。

減肥過程的心理建設！

　　在減重的過程中需要加強心理建設！有人選擇一個人默默地減重，在經過數月的努力後，給周遭的朋友一個驚豔！

　　另有人選擇「公開宣示」，到處跟朋友宣佈，「我正在減肥！三個月後我要變出一個全新的自己！」

　　根據我的經驗，前者的做法成功率高於後者的做法！

　　當你「公開宣示」減肥工程時，家人、朋友的訕笑大概多於對你的支援。人類的心理是很奧妙的，通常是見不得別人好的！朋友的反應通常是：「算了吧！你已經減了幾次了！」

　　「不要減了啦！這樣子還 OK 啦！」

　　「都幾歲的人了！要有點肉才好看！」

不過，等到你變身成功，她們可又迫不及待地探詢：「妳是怎麼瘦下來的？快點教我！」現在換你吊別人胃口了！

　　「唉！不必問了嘛！你還 O.K 啦！不必減吧！」

　　與其「公開宣示」尋求別人的支援，倒不如強化自我的心理建設！因為只有你自己心裏明白，你的真正需求！你計劃要瘦幾公斤？只要用對方法，一切都在你自己的掌握之中！！不管你有多麼胖，永遠要對自己有信心，別人可以放棄你，你卻不可以放棄自己！

　　瘦下來之後，最大的損失大概就是衣櫃中的一堆衣服吧！

　　每一件都太大了！穿在身上像在披大衣！長褲的腰身也吊在屁股上了！除了衣服全數要更新所造成的損失之外，你得到了全世界！從心裏頭散發出來的驕傲與自信讓你更迷人喔！！身、心是一體兩面的，外表年輕化之後，心態也將更年輕喔！良性循環的結果，你會發

現你已揚棄了寬鬆的衣服，只選擇年輕的樣
式！

　　減重成功，而且不復胖是我們的目標！！
進行一次全身性大掃除，就是在漸進式地調理
體質，體質調好了，飲食習慣改變了，要復胖
也很難啊！！

減肥成功的心理層面

1. 請承認自己的肥胖！

2. 追求美好的心，永遠不可以改變！

3. 請多接觸古典音樂，強化腦中的 α －波讓心靈更富足。

4. 多去參觀畫展，可以加強美學素養，繼而加強對自身外表的要求！不過，請跳過達文西那幅有名的「蒙娜麗沙的微笑！」從她的微笑，我們看得出來蒙娜麗沙對自己豐滿的體態是很滿意的！

希望你成功地打造自己成為一個身、心、靈俱美的女人！

在第四週結束時，我的體重已經降到 60 公斤了。雖然離目標還有一大段距離，但是我很開心，因為我已經得到初步的勝利，晚上睡覺時會偷笑啊！

減重的過程不是溜滑梯，一次到底。倒是比較像走下一層一層的階梯，每到達一層就要駐足片刻，稍作休息。挺著 60 公斤和挺著 68 公斤，走起路來硬就是不一樣。

　　減重到此暫時告一個段落，我打算利用一個月的時間讓身體找到一個平衡點，因為太躁進反而更容易功敗垂成。減肥的過程就是一種排毒過程，也是讓身體慢慢恢復健康的過程，需要耐心與堅持。我們的身體是一個作用非常複雜的化學工廠，也是一個很聰明的構造，你怎麼對她，她就怎麼對你。

物理性排毒療法

　　我們前面提過倉庫的觀念。從 68 公斤到 60 公斤，我的廢棄物倉庫已經明顯變小了。當然了，既然已經變小了，我就不會讓它有機會再變回原來的樣子了。有太多人減肥失敗或是一再復胖，原因就在於他們沒有好好的整理自己的廢棄物倉庫。我認識一個既漂亮又肥胖的年輕女孩，試圖利用午餐改吃莎拉的方法來減肥，結果又是白忙一場。如果你的 BMI 值在正常範圍內，你可以利用輕食的觀念來維持體重，不過如果你的 BMI 超越正常值，你一定要處理掉你的廢棄物倉庫，否則減肥幾次就會復胖幾次。

　　每個人的廢棄物倉庫大小不一樣，有人可能需要分三次才能整理完，有人可能一次就夠了。BMI 值越高表示你的廢棄物倉庫越大，每整理一次就要讓身體再休息一陣子，如果妄想一次就要全部整理乾淨，恐怕會功敗垂成喔！

BMI（Body Mass Index，身體質量指數）
＝體重（公斤）／身高的平方（公尺^2）

BMI	體重
＜ 18.5	體重過輕
18.5 ～ 23.9	正常體重
24.0 ～ 26.9	體重過重
≧ 27.0	肥胖

所以減重成功的方式絕對是漸進式的，如下圖所示：

整理廢棄物倉庫→休養生息→整理廢棄物倉庫→休養生息→整理能量倉庫→休養生息→整理能量倉庫→休養生息

每個階段以 4 至 6 週為限，太短看不出效果，太長很容易半途而廢，失去健康減重的意義。

以我本身為例，我用四個星期的時間進行第一次的「整理廢棄物倉庫」，成功的從 68 公斤減到 60 公斤。然後我又用四個星期進行「休養生息」，讓身體的代謝找到一個穩定點！

什麼是能量倉庫？

簡言之，就是提供我們日常生活所需能量的儲能倉庫，它是很重要的且必須存在的。

什麼是廢棄物倉庫？

顧名思義，它是放一些廢物的地方，及早清除乾淨，整個人才會神清氣爽。

除了前面介紹的食物外，有沒有其他相輔相成的辦法，可以讓我如此輕鬆又快速的回到正常的 BMI 值呢？正常的 BMI 值範圍又很大，從 18.5 到 23.9 都屬正常體重。可是以我 165 公分高，配上 60 公斤，外表看起來還是腫了一點，我又做了什麼努力？讓自己成功的回到 BMI 值只有 20 ？

物理性排毒療法包含哪些？

從 68 到 60 公斤，這一路走來，除了食物
要注意之外，再配合物理性排毒療法，不但減
的快，更讓我減的漂亮。每天至少實施一小時
的物理性排毒療法，讓我快速去掉那龐大的廢
棄物倉庫，而且皮膚更亮麗更光滑，絕對沒有
皺紋產生。我所施行的物理性排毒療法包含了：
全身的指壓，全身的按摩，腳底穴道的刺激，
腹部穴道的刺激，脊椎保健等等。只要有心，
這些工作都難不倒我們的。在床上可以實施，
在洗澡時也可以利用肥皂的潤滑度，把身上的
穴道全部用力按壓一次。許多人就是因為廢棄
物倉庫中堆積了多年的毒素，一直沒有排空，
所以才會有復胖的情況發生啊！因為他們只控
制能量倉庫的 input，試圖利用節食甚或斷食來
減輕體重，而忽略了廢棄物倉庫的存在。
只有把毒素排乾淨，我們的體重才
會漸漸恢復正常。所以廢棄物倉
庫就是存放毒素的地方，一般人節

食只會影響到能量倉庫，真正該優先處理掉的
垃圾卻是動也不動。找出你復胖的原因了嗎？

什麼是脊椎保健呢？

　　脊椎保健就是透過徒手療法將身體過緊的韌帶，緊張的背、腰肌肉群，以溫和的手法，加以適度放鬆，以加速體內廢物的排除並加強細胞吸收營養的能力，並有利於「氣」的運行。

定期實施脊椎保健又有什麼好處呢？

　　身體有許不適都是因為脊椎問題而引起的，所以定期接受脊椎保健可以讓許多不舒服的狀況不藥而癒！脊椎是人體能量的來源，透過保健可以去除體內過多的水份及脂肪，讓體態更優美！！更顯自信的光采喔！脊椎保健提昇體內含氧量，是防癌的第一步。也是排毒的最佳方法！沒有年齡及性別的限制！

全身上下有 2000 多個穴道，如果我們把脊椎比喻成國道高速公路，穴道就可以比喻成較小的省道，如果高速公路正常發展，省道之間的溝通也將更便捷。

一些談論穴道的書籍，會分類各穴道的功用，我的建議是，在減肥過程中每一個步驟都是重要的！！

身體內五臟六腑是相生相剋的關係，肝心脾肺腎是生生相息的，互相會有影響，所以我們不可能因為肝不好就只找與肝有關的穴道。脊椎保健是全身性的調理保養，穴道的刺激按摩也對是要全面性的！！這樣才能收事半功倍之效！！

如果頭痛醫頭，腳痛醫腳，你將會延長減肥的時間喔！！

不管是脊椎保健或是全身性的穴道指壓按摩，我們的目的在於「疏通」二個字！！一個腰椎不正常的人，腹部一定會大起來的，骨盆不正常的人，屁股一定比別人突兀許多！！腰

椎、骨盆不正常，表示其神經傳導及血液循環都受影響！！毒素排不掉，一直累積，久而久之就變成大腹婆了！肥胖就是毒素的囤積！也就是血液循環及淋巴循環不良的後果！！先定期實施脊椎保健，繼而進行穴道的指壓按摩，可收事半功倍之效！！

女人真的應該要好好愛自己啊！！

大部份的女人，忙著上班，忙著照顧一家大小。卻總是最後一個才想到自己！

我的一個朋友就曾對我說過：「買東西給先生、小孩，永遠買最好的，卻捨不得花個幾佰元在自己身上！」一句話，道盡了天下女人的心聲！！

如果你不重視自己的身材，內涵與外在，久而久之，就換別人來嫌棄你了！你為別人賣命的同時，疏於重視自己，有一天先生可能不想和你出門，因為他嫌妳太胖了！！女人啊女人！定期檢視自己的身材與健康，你才會越老越值錢啊！！

何謂成功的物理性排毒療法？

　　一個成功的物理性排毒療法，應該包含下列幾個原則：

1. 要持續性。剛開始操作時，一週六次絕對比一週三次來得有效！等到恢復健康，回歸正常體重之後，一週六次和一週三次可能就沒什麼差別了！

2. 要深入！！如果你的手法只在皮膚表層摸來摸去的話，只會造成昏昏欲睡的感覺，對「排毒」是沒有效果的！！所以要進入穴道深層，才能真正喚醒身體的每一個細胞！！

3. 每次實施完物理性排毒療法，應該讓身體充分休息 30 分鐘，效果才會顯著！

4. 記得補充水分，以加速毒素排出。

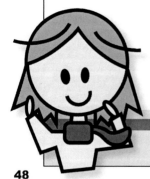

排毒反應！

在排毒過程中，身體可能會有那些反應呢？

1. 比平常更疲倦，甚至昏睡
2. 會有口渴現象
3. 局部會有酸痛感甚至劇痛感
4. 起蕁麻疹
5. 排氣
6. 無力
7. 失眠
8. 排尿量增加
9. 頭疼
10. 腸胃絞痛等等

這些反應均屬正常。等排毒工程大功告成時，人變瘦了，氣色更好，這些現象也將不告而別！！

排毒的次數及每次進行的天數，會因各人的狀況不同，而有差異性。

亂服減肥藥的後果！

　　許多人看我瘦了，第一個反應就是：你是吃了甚麼啊？我沒有吃減肥藥，沒有買過市面上的代餐包，完完全全只吃天然食物，而且每天認真的實施物理性排毒療法。

　　常聽說有人因吃減肥藥而吃出問題來，許多人急於瘦下來，急病亂投醫的結果呢？誤信不實的廣告或是因資訊不足，只能選擇服用減肥藥來減輕體重！！其實藥就是毒，服用減肥藥初期會有體重減輕的效果，但是隨之而來的是身體內部正常機制的紊亂！！我有一個朋友，服用泰國進口減肥藥長達一年，我再見她時，她已經病的很嚴重了，而且全身嚴重水腫，筋骨又硬，腰部彎不下去！減肥沒成功，卻帶來全身臟器的毀損！！我預估她需要三年的時間，進行食物療法及物理性排毒療法，才能恢復健康及漂亮的身材，最後再輔以 Lynnax 修身操來雕塑體型！

自自然然減肥去！

減肥，千萬不要急躁！！循序漸進，一步一腳印，而且要選擇最自然的方法，既可保養身體又可恢復漂亮身材！！選對方法，一輩子受用無窮喔！一個恢復健康的人是不會復胖的！！減肥的過程就是排毒的過程，毒素排完了，人也瘦了，當然也恢復健康了，神清氣爽，有一種重獲新生的感覺！！

想想看減肥成功後，整個人變年輕了，變漂亮了，可以每天換上漂亮的衣服，走在馬路上吸引了各方的目光，多麼的快樂啊！

減肥成功除了外表上佔了優勢之外，還有一個用錢買不到的特質：那就是充滿了自信心！！以前的你可能會放棄相親的機會，因為你很怕對方那種懷疑的眼神！！現在的你抬頭挺胸，換你去質疑對方：「你是不是不懂得自我管理啊？」

肥胖的人通常給人的印象是負面的！！

「她一定很貪吃！」

「她一定很懶！」

「她做事一定慢吞吞的！」

「她一定很喜歡睡覺！」

「她生過好幾個小孩了吧！」

「上了年紀的人都是這樣子的啦！」

而且每天只能穿寬鬆的 T－shirt 及長褲，失去自信，越來越不喜歡出門，更可怕的是，走在騎樓上，賣東西的小販會吆喝著：歐巴桑，來買喔！

我有一個女性朋友，重達 80 公斤，她向我坦誠，肥胖確實影響她的求職！

看到這裡，是否痛下決心要正視自己的肥胖問題呢？

休養生息的階段！

　　到了 60 公斤時，我就決定要暫時告一個
段落，此謂休養生息是也。這時我的 BMI 值
是 22，已在正常體重範圍。換言之，如果繼續
減重，效果很慢，因為我們已進入能量倉庫了。
能量倉庫中存放的是應付我們日常生活所需的
能量，身體有一種保護能力，不可能讓我們無
窮無盡的減下去。

　　接下來的三個月，每個月我只瘦 1 公斤，
共 3 公斤。連同前面的 8 公斤，總共 11 公斤。
而且我把菜單做了部份異動。我選擇的食物如
下：

1. 溫熱牛奶一杯
2. 地瓜一條
3. 燙青菜一份
4. 白煮蛋 2 個
5. 芭樂一個

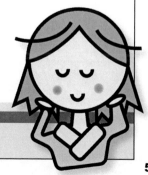

6. 蘋果一個

7. 豆腐一盒

8. 鮪魚三明治一份

前面所提熱飲部份已經不再適用。

一天三餐，我們可以自由搭配，譬如：

1 － 3 － 6 或 4 － 5 － 7

如果覺得份量不夠也可以選擇 2 種組合成
為一餐。

到了 60 公斤時，胃部真的變得很小，一
餐吃下一杯牛奶或一盒豆腐，就已非常飽足
了！！

成功的食物療法！

一個成功的食物療法，應該包含下列幾個原則：

1. 要有充份的飽足感。

2. 食物愈簡單愈好，一餐如果要準備 6 － 7 樣食材的話就太繁瑣了。

3. 飲食儘量單品化。消化系統要消化食物，要分泌出各種消化酶，同時進食食物種類過多，會加重消化器官的工作量！！

4. 每餐熱量控制在 400 大卡左右！！過多過少都不好！過多失去減重的目的，過少則身體會自動降低基礎代謝率，對減重會造成反效果！！

在此階段，腰圍已經縮小很多（因為廢棄物倉庫變小了），換言之，胃口變小了，只要一點點食物就會

有飽足感。還沒瘦下來前，所吃的食物既要供
應能量倉庫又要供應廢棄物倉庫，所以難免會
有小小的飢餓感，那時候是需要靠意志力來堅
持下去的。不過現在這 8 種選擇足夠讓我每一
餐都撐的飽飽的。

　　廢棄物倉庫的縮小甚至消失，是減肥成功
的秘訣，也是永不復胖的原因。在此階段，我
偶而會和朋友一起出去吃飯，但是絕對不碰
Buffet 或是火鍋，因為你很可能在這一餐中吃
下了 4 天份的食物。每當我外食一次，接下去
幾天一定每天追蹤體重的變化。上述的 8 種食
物可能拿 3 種也可能只拿 2 種出來作為一天的
食物量。每外食一次，我的胃會承受太大的壓
迫感，不得不在隔天讓胃休息一下。一盒豆腐
可分成 2 餐食用，芭樂也可以對切分成 2 餐食
用！。而且我會追蹤到體重恢復為止。因為我
不讓多出來的食物有機會變成廢棄物倉庫。

　　千萬不要因為妳的疏忽，而蓋起了另一座
廢棄物倉庫！

這個階段我以每個月 1 公斤的速度，緩慢而穩定的減重。在正常的 BMI 值中減重是很緩慢的。我以本書所載的食物療法及物理性排毒療法，幫助我的一個朋友恢復了健康，她的 BMI 值只有 19，所以這段過程她只瘦了 1 公斤。而我因為本來 BMI 值就過高，才有機會在 4 個多月當中，減掉了 11 公斤，165 公分配上 57 公斤，BMI 值不到 21 呢！

如果你的 BMI 值在正常範圍內，只是體態不夠緊實姚窕！請給自己長一點的時間進行瘦身工程！！例如 6 個月或 9 個月。食物療法、物理性排毒療法與 LYNNAX 修身操要同時進行！

如果你的 BMI 值超過正常範圍，用這些方法在 3 個月左右就會有很明顯的進展，等到回歸到正常 BMI 值，再放慢腳步即可；另外再給自己 6 個月或 9 個月回復優雅的體態！

如果你的 BMI 值偏低，請加強物理性排毒療法！妳的體內一定累積了太多的毒素，使的營養成分無法被充分吸收。

仔細回想一下，以前為什麼每減必敗呢？是忽略了哪一個關鍵點呢？還是減重的觀念不正確呢？減重是沒有速成的，實施減重計畫就是實施全身的排毒計畫。有了正確的認知，就不會再誤信坊間一些爾虞我詐的行銷手法，花了一堆冤枉錢，抱回一堆所謂的減肥聖品。

LYNNAX修身操的部份

　　雖然已在標準體重內，但是以我追求完美的個性，我想讓自己更漂亮更有型。怎麼辦呢？不必花大錢去整型，只要每天努力練習 LYNNAX 修身操。什麼是 LYNNAX 修身操？它是一種以脊椎能量為中心思想的保健操。學習 LYNNAX 修身操有哪些好處？它可以：

1. 矯正姿勢恢復優美體態
2. 幫助身體排放過多脂肪及水分讓身體更輕盈
3. 可放鬆您的心情使睡眠更香甜
4. 提高腦部含氧量使思慮更敏捷
5. 溫和排毒使身體恢復健康
6. 促進身體深層的血液循環
7. 沒有年齡限制沒有時間限制
8. 促進身體的淋巴循環
9. 活化細胞的新陳代謝

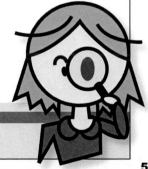

　　減重到了正常 BMI 值就已讓人雀躍不已，可以抬頭挺胸了。到了 57 公斤，我更用心苦練此修身操。才一個月呢！我又變了一個人，身型更漂亮，也越來越有自信。不必買那昂貴的調整型內衣，雕塑身材靠自己。每天我花半小時到一小時練習，身上及臉上都會發熱及微微冒汗，舒服的不得了。一但養成習慣，一天不做就渾身不對勁。剛開始練習時，比較容易疲倦，要多休息。習慣之後就會體會到脊椎能量一直提升上來的那種快感。

　　如果你的 BMI 值在正常範圍內，你可以在改變自己的飲食習慣的同時就開始練習此修身操。如果 BMI 值過高，就先利用我們所介紹的食物及物理性排毒療法，把身上的廢物先排掉，進入正常的 BMI 值後，再加入此修身操。

　　BMI 值過高時，如果帶著一身贅肉去跑步，對膝蓋而言，負荷過大，而且劇烈運動後，更容易完全吸收所吃下去的東西。所以初期以緩步慢行來活動筋骨就可以了。

女人一但瘦身成功就開始變的愛漂亮了，除了想買一堆新衣服來美化自己的外表外，更希望變的優雅有質感。在我瘦了 11 公斤後，不得不將幾件長褲送去修改，因為穿的快掉下去了。

　　想變得更漂亮嗎？送給你一個美麗的配方，那就是勤練 LYNNAX 修身操。一兩個月就會看見效果，不過我會建議你繼續練下去，我相信你的朋友一定會稱讚你越來越有型喔！

LYNNAX修身操

1. 兩腳站立與肩同寬，身體向右後方旋轉，左手手掌打在口肩上，右手手掌打在左邊屁股上。然後換邊做，身體向左後方旋轉，右手手掌打在左肩上，左手手掌打在右邊屁股上。各做 10 次！！

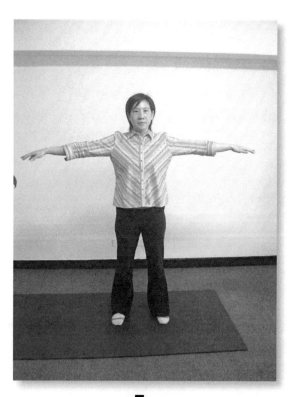

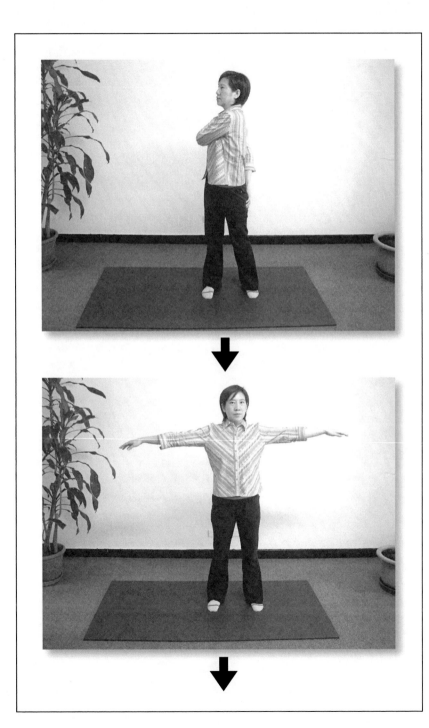

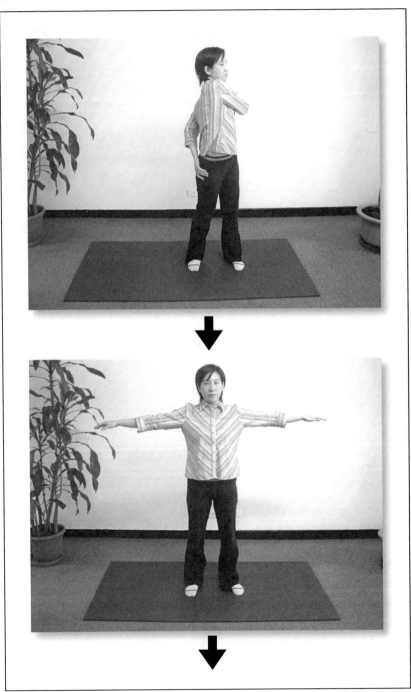

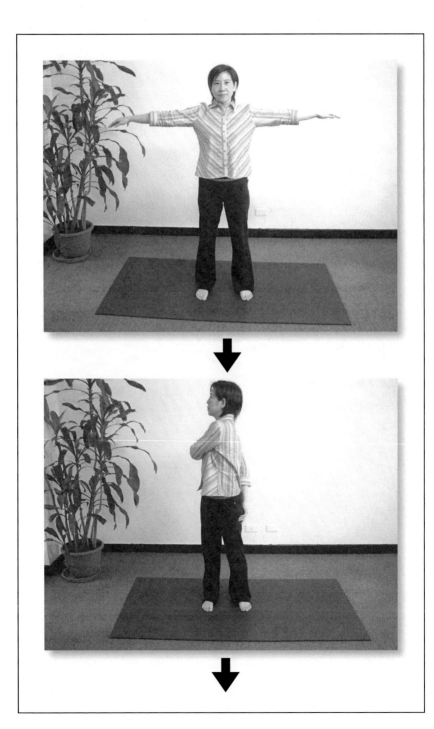

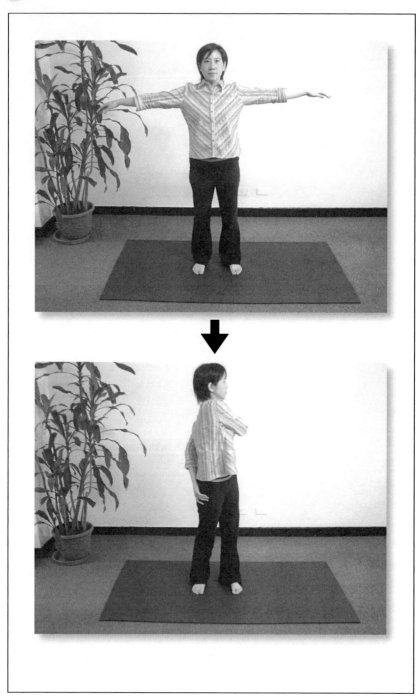

2. 赤腳踩在地上，墊起腳尖，用腳尖的力量在室內行走10分鐘。

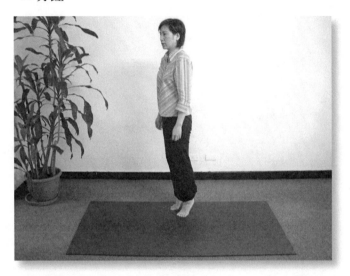

3. 兩膝微彎，兩手拇指相扣放在膝蓋上向上檯高到頭頂，同時腳尖立起來，然後兩手放回膝蓋上，腳尖著地做十次！

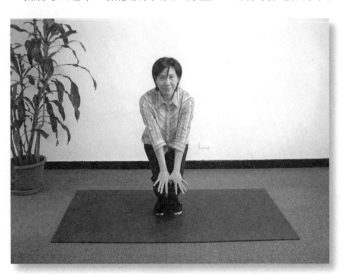

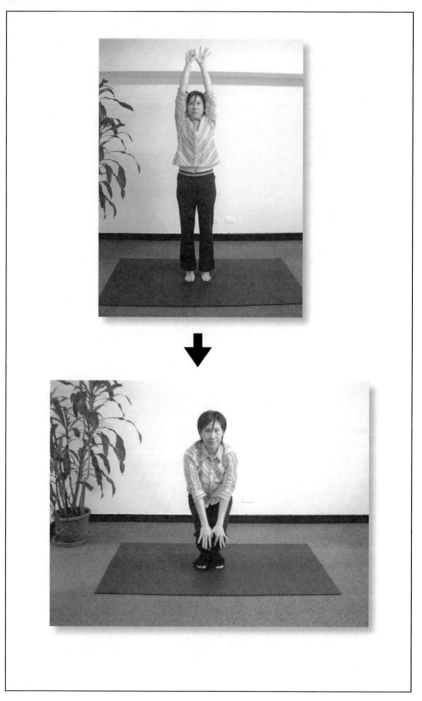

4. 背對牆面站立，離牆 10-15 公分，吸一口氣向右後方轉，兩手貼於牆面，慢慢吐氣，回正。再吸一口氣，向左後方轉，兩手貼於牆面，慢慢吐氣，回正。各做 10 次！

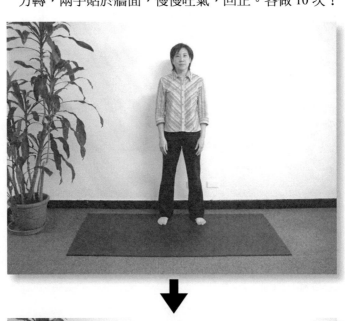

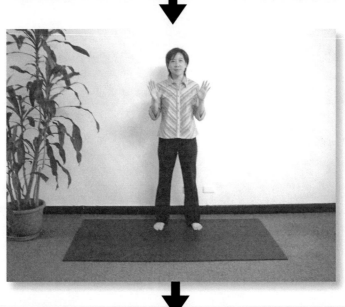

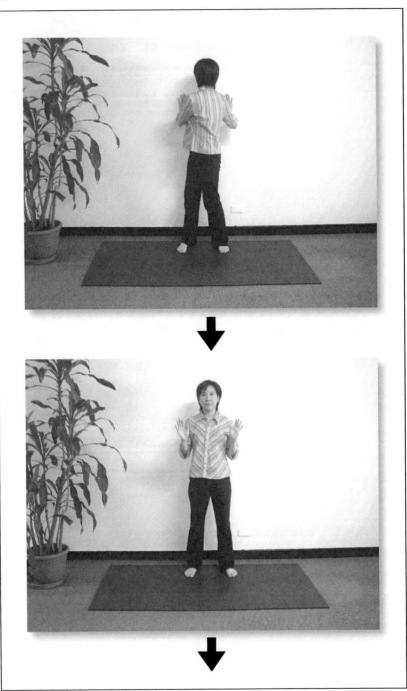

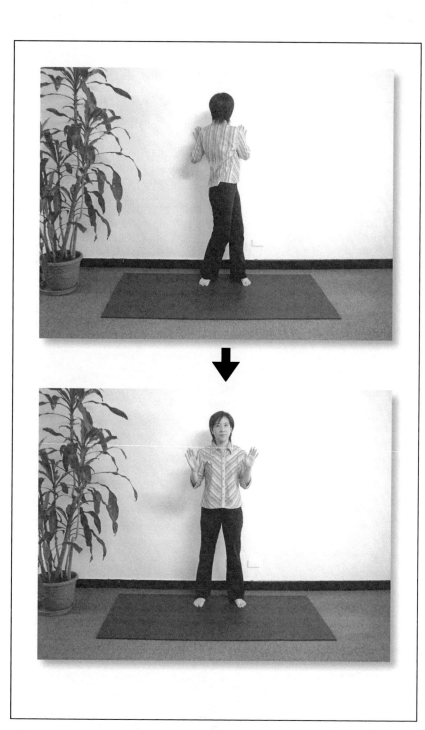

5. 仰臥在地板上，兩手平伸出去與身體垂直，兩腿伸直，先踢起右腳，盡量伸展至頭頂的方向，做 10 次！右腿固定在地板上，換左腳往上踢起來。也是做 10 次！

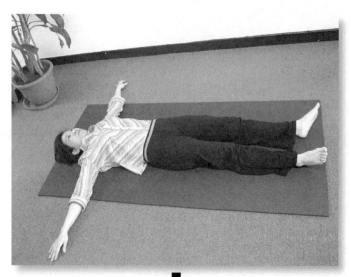

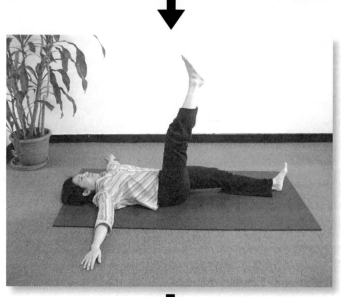

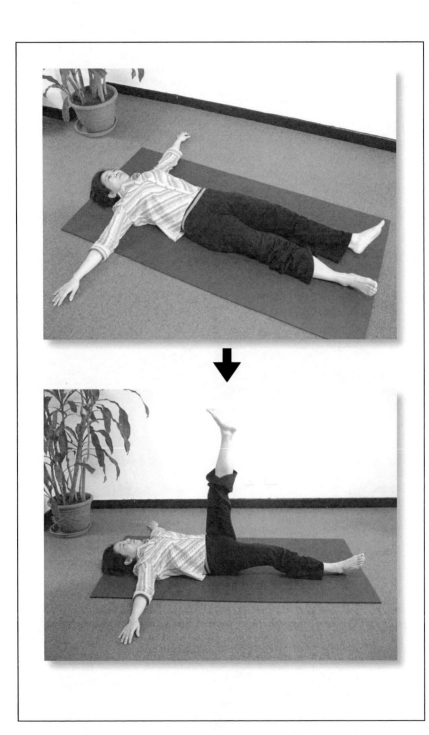

6. 向右邊側身，右手托住頭部，左手扶在地板上，左腳向
上盡量踢高，連續做 10 次。向左邊側身，左手托住頭部，
右手扶在地板上，右腳向上盡量踢高，連續做 10 次！

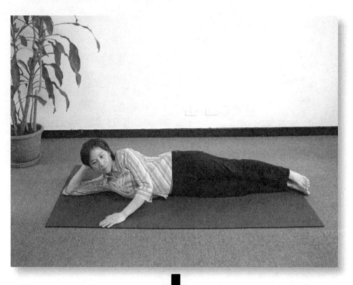

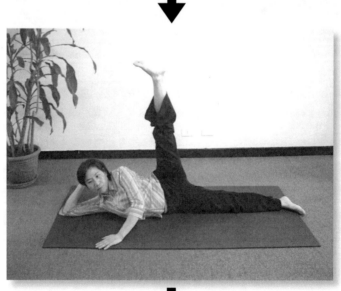

7. 仰臥在地板上，兩手平伸出去與身體垂直，兩腳同時檯高，在空中做交叉動作，做出剪刀的樣子。做 20 下！！

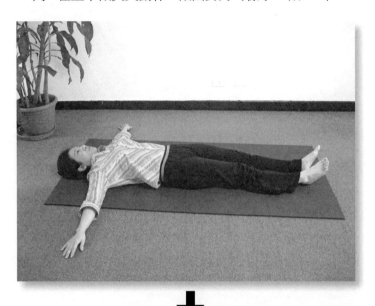

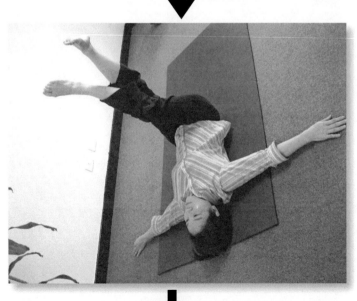

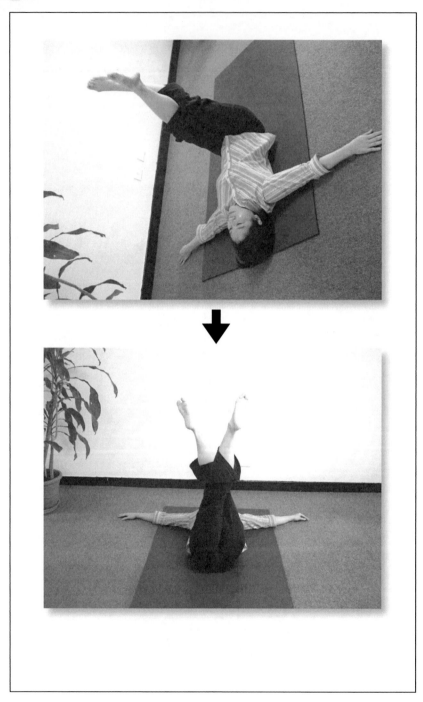

8. 站立，腰部放鬆，向下伸展，以兩手可碰觸地板為標準
   動作！做 20 下！

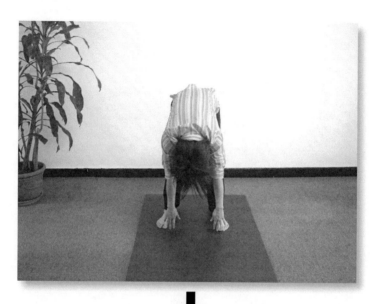

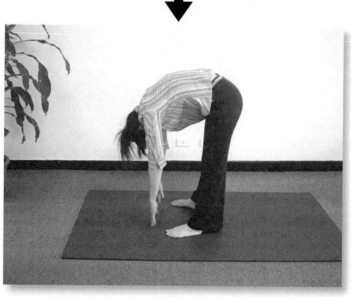

9. 仰臥在地板上，兩手平伸出去與身體垂直，兩腿併攏同時檯起到胸口。然後兩腿同時向右邊擺放在地上！！再回正，向左邊擺放在地上，連續做10下！！

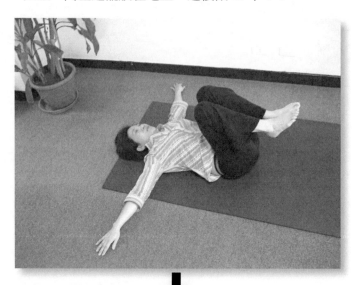

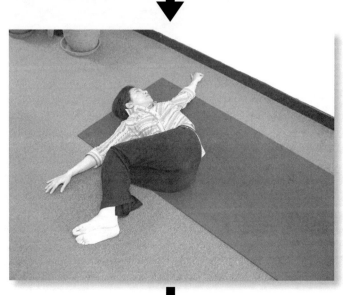

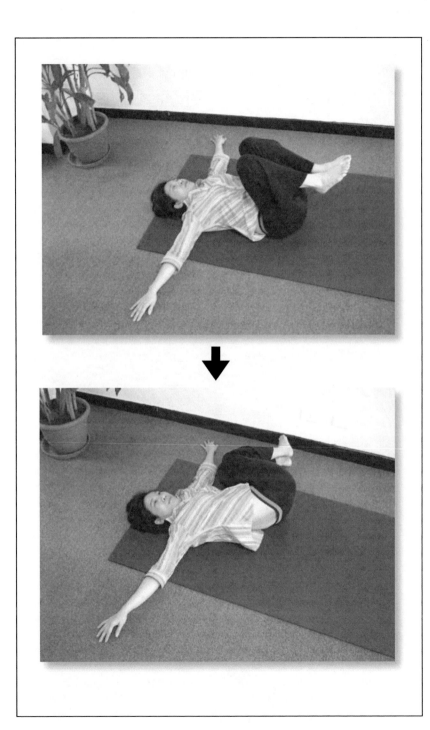

10. 站直，雙腿分開與肩同寬。雙手放在背後，兩手大拇指相扣，吸氣。呼氣時，身體向前屈，雙臂向後上方伸展停留 10 秒，然後回正。

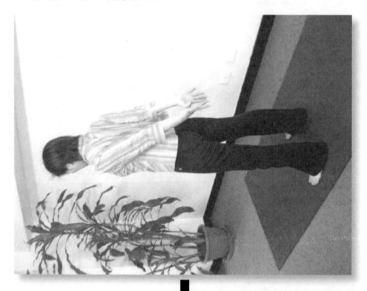

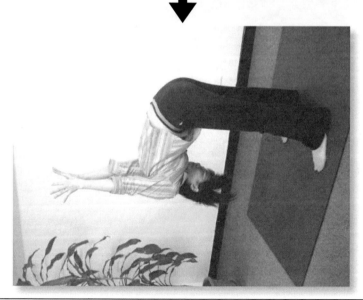

11. 坐在地上，伸直雙腿，腳趾向上，舉起雙臂，吸氣。呼氣時身體向前屈，雙手抓握腳趾，停留 10 秒並做深呼吸。回正。

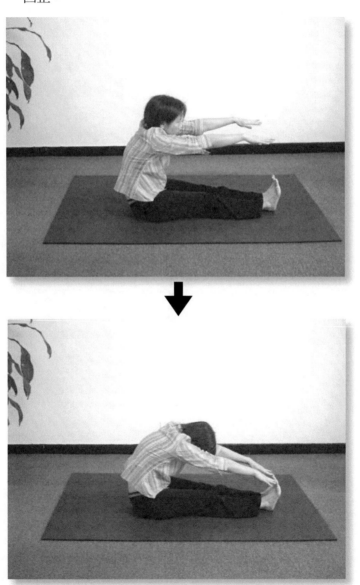

12. 面牆而立，貼近牆面。左手盡量舉高，掌心貼牆，右手
　　抓住右腳板，使右大腿緊壓牆壁。頭和頸向後仰，使身
　　體腹面充分伸展，停留 10 秒，並作深呼吸。然後換另
　　一側動作。

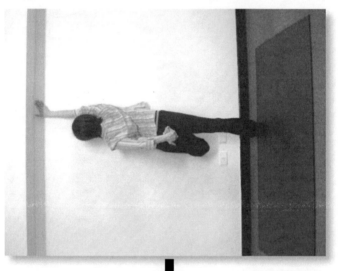

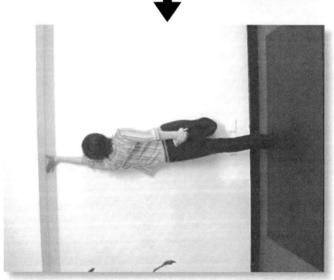

13. 坐直，雙腳盡量分開。吸氣，雙手伸向左腳直至抓到腳底，停留 10 秒，並做深呼吸。然後換邊做！！

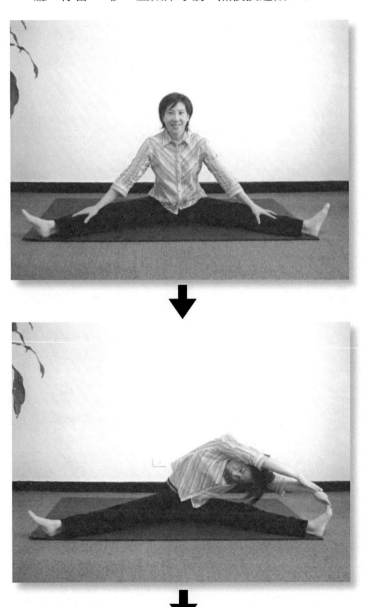

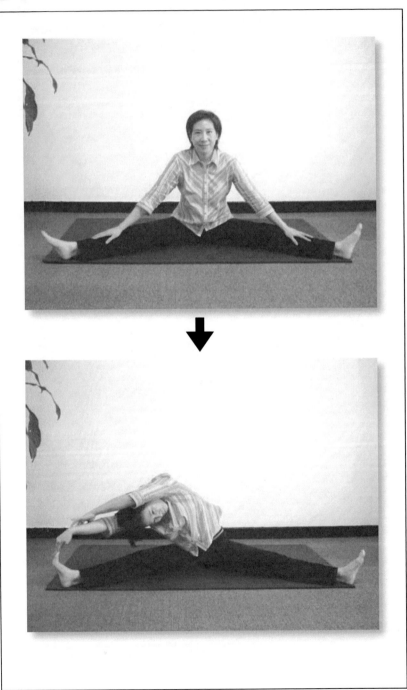

14. 雙腿交叉而坐，雙手交疊抱膝，身體向前屈，慢慢用雙手將膝蓋壓向地面。停留 10 秒，並做深呼吸！！

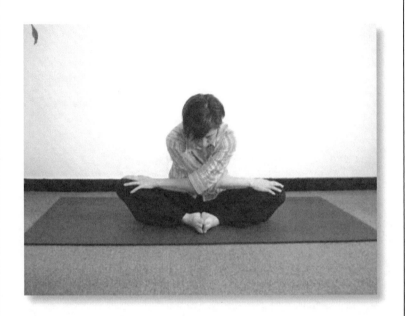

15. 坐在地上，雙腿腳底相對而坐。雙手握住腳趾，吸氣。
    然後身體慢慢向前屈，保持背部平直，額頭前伸，靠向
    腳趾，呼氣。停留10秒。

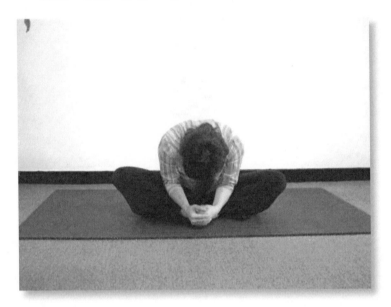

16. 平躺在地上，放鬆，雙手伸開，掌心向上，雙腿分開與肩同寬。輕輕地搖動軀體和頭部，以放鬆頭部。手臂和腿。最後閉上雙眼休息 5 分鐘。

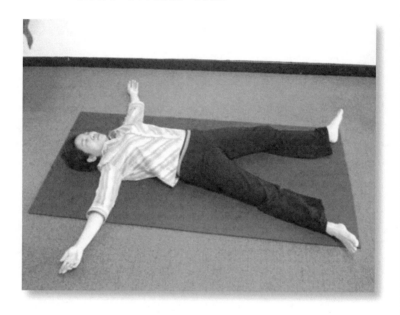

愛美的朋友們，我以一句話共勉，那就是：

追求美好的心，不可以改變。

聯絡作者：

isabellelin@hotmail.com

電話：02 － 25316838

作者： 林愛珊

　　中山醫學大學畢

　　曾任教於醫學院

　　也曾服務於美商公司

　　現為自然療法研究室主持人

　　全力推廣自然療法及 LYNNAX 修身操

　　幫助許多人利用最自然的方法恢復健康自信與美麗

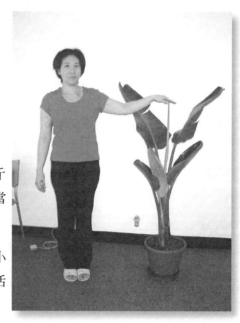

2004 年 6 月

體重巔峰期：68 公斤

女人！你要拿什麼當

作肥胖的藉口？

上了年紀？生過小

孩？喜歡美食？生活

過的太幸福？

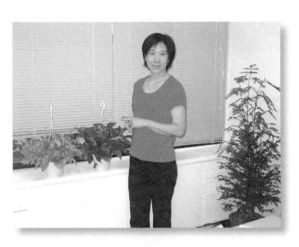

2004 年 10 月

體重 57 公斤

決定好了嗎？寫下你的行動計畫表！

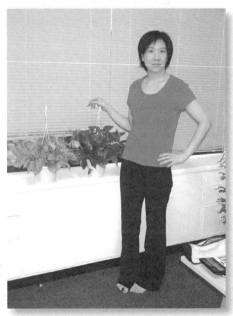

2004 年 10 月

體重 57 公斤

我辦的到，你更沒問

題！

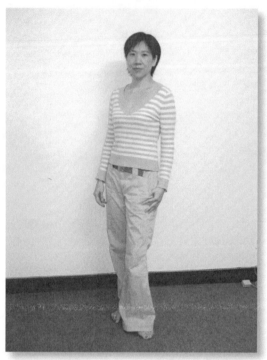

2004 年 10 月

體重 57 公斤

接下去要靠 LYNNAX 修身操雕塑身型

國家圖書館出版品預行編目

排毒減肥法 / 林愛珊著. -- 一版
臺北市: 秀威資訊科技, 2005[民 94]
面 ；　　公分. --　參考書目：面
ISBN 978-986-7263-19-3 (平裝)
1. 減肥

411.35　　　　　　　　　　　　　94004246

 應用科學類　PB0002

排毒減肥法

作　　者 / 林愛珊
發 行 人 / 宋政坤
執行編輯 / 魏良珍
圖文排版 / 趙紫君
封面設計 / 羅季芬
數位轉譯 / 徐真玉　沈裕閔
銷售發行 / 林怡君
網路服務 / 徐國晉
出版印製 / 秀威資訊科技股份有限公司
　　　　　台北市內湖區瑞光路 583 巷 25 號 1 樓
　　　　　電話：02-2657-9211　　傳真：02-2657-9106
　　　　　E-mail：service@showwe.com.tw
經 銷 商 / 紅螞蟻圖書有限公司
　　　　　台北市內湖區舊宗路二段 121 巷 28、32 號 4 樓
　　　　　電話：02-2795-3656　　傳真：02-2795-4100
　　　　　http://www.e-redant.com

2006 年 7 月 BOD 再刷
定價：120 元

讀　者　回　函　卡

感謝您購買本書，為提升服務品質，煩請填寫以下問卷，收到您的寶貴意見後，我們會仔細收藏記錄並回贈紀念品，謝謝！

1. 您購買的書名：＿＿＿＿＿＿＿＿＿＿＿＿＿＿＿＿＿＿

2. 您從何得知本書的消息？

　　□網路書店　　□部落格　　□資料庫搜尋　　□書訊　　□電子報　　□書店

　　□平面媒體　　□ 朋友推薦　　□網站推薦　　□其他＿＿＿＿＿＿

3. 您對本書的評價：(請填代號　1.非常滿意 2.滿意 3.尚可 4.再改進)

　　封面設計＿＿　版面編排＿＿　內容＿＿　文/譯筆＿＿　價格＿＿

4. 讀完書後您覺得：

　　□很有收獲　　□有收獲　　□收獲不多　　□沒收獲

5. 您會推薦本書給朋友嗎？

　　□會　□不會，為什麼？＿＿＿＿＿＿＿＿＿＿＿＿＿＿＿＿

6. 其他寶貴的意見：＿＿＿＿＿＿＿＿＿＿＿＿＿＿＿＿＿＿

＿＿＿＿＿＿＿＿＿＿＿＿＿＿＿＿＿＿＿＿＿＿＿＿＿＿＿＿

＿＿＿＿＿＿＿＿＿＿＿＿＿＿＿＿＿＿＿＿＿＿＿＿＿＿＿＿

＿＿＿＿＿＿＿＿＿＿＿＿＿＿＿＿＿＿＿＿＿＿＿＿＿＿＿＿

讀者基本資料

姓名：＿＿＿＿＿＿＿＿＿　年齡：＿＿＿　性別：□女 □男

聯絡電話：＿＿＿＿＿＿＿　E-mail：＿＿＿＿＿＿＿＿＿

地址：＿＿＿＿＿＿＿＿＿＿＿＿＿＿＿＿＿＿＿＿＿＿＿

學歷：□高中(含)以下　　□高中　　□專科學校　　□大學

　　　□研究所(含)以上 □其他＿＿＿＿＿＿＿

職業：□製造業 □金融業 □資訊業 □軍警 □傳播業 □自由業

　　　□服務業 □公務員 □教職　□學生 □其他＿＿＿＿＿

秀威與 BOD

BOD（Books On Demand）是數位出版的大趨勢，秀威資訊率先運用 POD 數位印刷設備來生產書籍，並提供作者全程數位出版服務，致使書籍產銷零庫存，知識傳承不絕版，目前已開闢以下書系：

一、BOD 學術著作—專業論述的閱讀延伸
二、BOD 個人著作—分享生命的心路歷程
三、BOD 旅遊著作—個人深度旅遊文學創作
四、BOD 大陸學者—大陸專業學者學術出版
五、POD 獨家經銷—數位產製的代發行書籍

BOD 秀威網路書店：www.showwe.com.tw
政府出版品網路書店：www.govbooks.com.tw

永不絕版的故事・自己寫・永不休止的音符・自己唱